DOCTEUR EUGÈNE PLAUSSU

Ancien Préparateur de Bactériologie,
Lauréat de l'École de Médecine de Grenoble ;
Anatomie : Prix unique.
Physiologie : Deuxième prix.

DES

PHLEGMONS PÉRI-UTÉRINS

ÉTENDUS A L'ESPACE DE RETZIUS

Thèse soutenue à la
Faculté de Médecine de Lyon
le 1er Décembre 1900.

A. REY

IMPRIMEUR-ÉDITEUR

LYON

DES

PHLEGMONS PÉRI-UTÉRINS

ÉTENDUS A L'ESPACE DE RETZIUS

DES

PHLEGMONS PÉRI-UTÉRINS

ÉTENDUS A L'ESPACE DE RETZIUS

PAR

Le Dr Eugène PLAUSSU

Ancien préparateur de Bactériologie.

LYON

A. REY IMPRIMEUR-EDITEUR DE L'UNIVERSITÉ

4, RUE GENTIL, 4

1900

INTRODUCTION

Nous avons eu le rare bonheur clinique d'observer
dans le service de M. le professeur Laroyenne, à la
Charité, trois femmes atteintes de collections purulentes péri-utérines, dont l'évolution fut assez anormale
pour mériter une étude spéciale. Le pus, après avoir
détruit une grande partie du tissu cellulaire pelvien, se
fraya un passage à travers l'espace de Retzius, et vint
former, sous l'aponévrose ombilico-vésicale, un grand
phlegmon abdominal remontant jusqu'à l'ombilic. Ces
trois malades furent guéries à la suite d'une intervention chirurgicale, consistant en une incision médiane
de la paroi hypogastrique, suivie du drainage de la
poche phlegmoneuse.

Nos recherches nous ont montré que, dans la littéra-
ture médicale, il existe fort peu d'observations analogues, et qu'il n'a pas encore été fait de travail d'ensemble sur de pareilles affections.

On a étudié les phlegmons de l'espace de Retzius, mais
jusqu'ici on ne s'est pas préoccupé, d'une façon spéciale, de ceux qui ont une origine péri-utérine. On a fait
des travaux très nombreux sur les suppurations pel-

viennes, mais personne n'a étudié en particulier celles qui fusent vers l'espace de Retzius.

Or, l'étiologie, la pathogénie, l'anatomie pathologique, la symptomatologie, le diagnostic, le pronostic et le traitement des abcès pelviens abdominaux se prêtent, selon nous, à des considérations intéressantes et utiles à connaître.

Nous chercherons à les établir dans ce petit opuscule.

Je dédie ce travail à mes maîtres ; d'abord à mon père regretté, le Dr Emile Plaussu, qui mit tant de soins à conduire mes premiers pas dans les études médicales ; ensuite à mes professeurs.

Je remercie tout particulièrement MM. les Drs Girard, Porte, professeurs de clinique à Grenoble ; M. Berlioz, professeur de bactériologie, M. Douillet, professeur d'histologie, M. Nicolas, professeur de physiologie, dont je fus successivement le préparateur. Grâce à leurs bons enseignements, je fus à même de suivre avec profit les grands maîtres dès mon arrivée à Paris. Parmi eux, je dois beaucoup à M. le professeur Hayem, dont je suivis le service à Saint-Antoine, en 1897-98. Je serai toujours reconnaissant à M. le professeur Guyon du bienveillant intérêt qu'il m'a témoigné en plusieurs circonstances.

Qu'il me soit également permis de remercier ici M. le professeur Fochier, M. le professeur Laroyenne, MM. les chefs de clinique Repelin et Jourdanet, qui, à Lyon, en 1899-1900, m'ont donné de précieux conseils. Que M. le professeur agrégé R. Condamin veuille bien agréer aussi nos sentiments bien vifs de gratitude !

Nous garderons, enfin, le meilleur souvenir des heures d'études passées avec nos bons amis, MM. les Drs Sauze, Baroz, Bertucat, Bonnard, Porot, interne des hôpitaux de Lyon, Villaret, Francoz, Bressel, externes des hôpitaux de Paris.

Nous suivrons dans cette étude l'ordre suivant :

Dans un chapitre préliminaire, pour faciliter l'entente du sujet, nous exposerons quelques points spéciaux sur l'anatomie normale de l'espace de Retzius et des ligaments larges. Nous étudierons ensuite l'étiologie, l'anatomie pathologique et la pathogénie des phlegmons péri-utérins étendus à l'espace de Retzius. Dans un troisième chapitre, nous verrons les symptômes, la marche et la terminaison de ces collections purulentes, et, dans un quatrième, nous étudierons leur diagnostic et leur pronostic. Le cinquième chapitre sera consacré aux diverses indications de leur traitement. Puis nous réunirons nos observations dans un chapitre spécial et nous pourrons établir nos conclusions.

PHLEGMONS PÉRIUTÉRINS

ÉTENDUS A L'ESPACE DE RETZIUS

CHAPITRE PREMIER

CONSIDÉRATIONS SUR L'ANATOMIE NORMALE DE L'ESPACE DE RETZIUS ET DES LIGAMENTS LARGES

I. Espace de Retzius.

Pour bien comprendre l'anatomie de cette région, il est nécessaire, au préalable, de décrire en quelques mots la disposition des aponévroses de l'abdomen. Or, la dissection de ces aponévroses étant fort délicate, il en est résulté de nombreuses discussions et des descriptions diverses. L'espace de Retzius s'est ressenti de ces controverses, au point que certains auteurs ont nié son existence. D'autres n'en font pas mention, Sappey, par exemple. Quelques-uns l'ont simplement nommé en passant : Malgaigne, Cruveilhier, Richet, Tillaux ne le décrivent pas. Enfin, ceux qui l'ont étudié n'ont pas toujours été du même avis. Retzius, anatomiste suédois, en fit le premier, en 1856, une description un peu complète. Pour lui, c'est une cavité limitée par deux feuillets déterminant une loge où la vessie évolue, comme l'œil dans la capsule de Tenon, en plein dans le tissu cellulaire lâche. Cet espace est déterminé, en avant, par les muscles droits, en arrière par un seul feuillet aponévrotique, le *f. transversalis* qui passe en arrière de la vessie. C'est également l'opinion de Leusser. Pour Paulet et Castaneda, il existe deux feuillets, le premier derrière les muscles droits *(f. transversalis)*, le second en arrière de la vessie *(f. propria)*. Les anatomistes d'aujourd'hui sont à peu près d'accord. Ils décrivent également deux aponévroses, mais ils les font passer toutes deux *(f. transversalis* et *f. propria* ou aponévrose ombilico-vesicale) en avant de la vessie, et c'est le péritoine qui tapisse directement en arrière, jusqu'à un certain niveau, la face postérieure de la vessie. D'où deux cavités distinctes, comblées de tissu cellulaire, l'une prévésicale, à paroi antérieure formée par le *f. transversalis* et dont la limite postérieure est l'aponévrose ombilico-vésicale : c'est encore l'espace de Retzius pour certains ; l'autre périvésicale dont la paroi antérieure est l'ap. ombilico-vésicale et la paroi postérieure la vessie et le péritoine. Le professeur Testut[1] proteste, à juste titre contre la confusion de cavité prévésicale et de cavité de Retzius. Cette dernière est non pas prévésicale, mais périvésicale, c'est-à-dire prépéritonéale.

Eh bien, faisons en quelques mots la description exacte des aponévroses antéro-latérales de l'abdomen

---

[1] Testut, *Traité d'anatomie normale*, art. Vessie.

pour la région qui nous occupe, et l'on verra que la question est moins embrouillée qu'il ne paraît au premier abord.

Nous sonmmes un peu en dehors de la ligne médiane, nous trouvons d'avant en arrière la peau, la couche sous-cutanée, le feuillet antérieur de la gaine du grand droit qui se divise en deux lames, l'une superficielle large qui forme aponévrose au grand oblique, l'autre profonde qui sert d'attache commune aux muscles petit oblique et transverse. Les grands droits et pyramidaux, plus près de la ligne médiane, viennent s'insérer sur la lèvre antérieure de la symphyse pubienne. Plus en arrière, nous trouvons le *fascia transversalis* qui, lui, s'insère sur la lèvre postérieure de la symphyse. Signalons, ici, le premier espace ainsi limité, dit espace de Charpy.

En arrière du *f. transversalis* descend l'ap. ombilico-vésicale, condensation du tissu cellulaire sous-péri-tonéal, suffisante pour former une véritable membrane que Cooper appela *f. propria*. L'espace prévésical est ainsi compris entre le *f. transversalis* et le *f. propria*.

Enfin, descend tout à fait en arrière de la paroi abdominale, le péritoine, limitant avec l'ap. ombilico-vésicale en avant, un espace périvésical, prépéritonéal, qui est l'espace de Retzius, le vrai.

Cet espace est donc une vaste cavité comblée par du tissu cellulaire, allant de l'ombilic en haut, jusqu'aux ligaments pubo-vésicaux, pour la portion abdominale ou sus-pubienne.

Il est aussi une portion pelvienne ou rétro-pubienne de l'espace de Retzius, car l'ap. ombilico-vésicale ne s'arrête pas à la vessie, mais se prolonge de chaque côté jusqu'à la partie antérieure de la grande échancrure sciatique où elle s'unit intimement aux aponévroses des deux muscles pyramidal et obturateur interne. En haut, cette aponévrose adhère solidement aussi, avons-nous vu, à la gaine du muscle grand droit et au *f. transversalis* de l'ombilic à 3 ou 4 centimètres au-dessous des arcades de Douglas. Mais, sur les autres points, cette grande aponévrose triangulaire, dans son trajet abdominal et pelvien, est fort peu adhérente. Aussi, nous verrons plus loin que des collections purulentes pelviennes, bridées par elle en avant, peuvent néanmoins se faire une cavité assez grande avant de se frayer un passage à l'ombilic, quand elles y arrivent.

L'espace de Retzius, ainsi limité, est traversé près de la ligne médiane par les artères ombilicales et l'ouraque, plus en dehors par les art. épigastriques, les ligaments ronds et une partie des uretères. Nous verrons plus loin que la plupart de ces organes se trouvent également placés dans le tissu cellulaire pelvien. Comme ce tissu sous-péritonal est assez lâche, les collections purulentes pourront produire, on le comprend maintenant, de grands décollements, ainsi que nous allons le voir.

Ligaments larges.

Comme chacun sait, ces ligaments se présentent sous l'aspect de deux lames membraneuses, péritonéales, à peu près verticales, partant des bords latéraux de l'utérus pour aller s'attacher aux parois du petit bassin.

Chacun des ligaments larges revêt une forme quadrilatère et présente à étudier deux faces et quatre bords. Nous rappellerons seulement ici que la face antérieure regarde en bas et en avant, et est en rapport avec la vessie sur une partie de son trajet.

Je rappellerai aussi que ces deux feuillets péritonéaux adossés que sont les ligaments larges, sont soulevés localement par trois organes contenus entre eux, ce qui les divise en trois ailerons : un antérieur entre l'utérus et le ligament rond, un supérieur ou mésosalpinx entre le ligament rond et la trompe, et un postérieur entre la trompe et l'ovaire.

Entre les deux feuillets des ligaments larges, se trouvent des fibres musculaires lisses, simples expansions latérales du muscle utérin, le ligament rond, la trompe, l'ovaire, divers vaisseaux et les vides sont comblés par du tissu cellulaire, assez abondant surtout à la partie interne avoisinant l'utérus.

Ce tissu cellulaire sous-péritonéal est fort intéressant à étudier pour nous, car il n'est autre que le prolongement du tissu cellulaire, situé en arrière de l'aponévrose ombilico-vésicale que nous avons étudiée plus haut.

Alors que le péritoine s'arrête en avant, assez haut, sur la vessie, et un peu plus bas en arrière sur le rectum, le tissu sous-péritonéal se prolonge sur la vessie, le vagin, le rectum. Il se prolonge vers la fosse iliaque interne au niveau du détroit supérieur, et vers la région fessière par la partie la plus élevée de la grande échancrure sciatique. Qu'il nous soit permis de citer, chemin faisant, les expériences de Kœnig et Schlesinger, qui, par des injections d'eau, de gélatine, etc., pratiquées dans ce tissu cellulaire, ont cherché à déterminer la marche suivie par les divers exsudats qui peuvent s'y développer.

1° Lorsque l'injection est faite au niveau du bord supérieur du ligament large, vers le voisinage de l'ovaire et de la trompe, elle distend d'abord le tissu cellulaire correspondant, celui qui occupe les parties latérales et supérieures du petit bassin, et se porte ensuite vers la fosse iliaque avant de descendre vers le plancher du bassin ;

2° Injecté à la base des ligaments larges, vers la face antérieure de l'isthme, le liquide fuse d'abord dans le tissu cellulaire qui avoisine le col de l'utérus et le bas-fond de la vessie et accompagne ensuite le ligament rond vers l'arcade de Fallope, décolle le péritoine de la paroi abdominale antérieure, c'est-à-dire envahit l'espace de Retzius, et peut aussi gagner en arrière la fosse iliaque.

3° Les injections faites à la base du ligament large, mais en arrière, distendent d'abord les régions correspondantes, les espaces de Douglas, puis remontent vers la partie supérieure du ligament large, pour suivre le trajet 1.

Ceci explique comment des collections purulentes, primitivement développées dans l'épaisseur du ligament large, ou dues à des pelvi-péritonites, à des salpingites ou à des métrites, peuvent décoller de grands espaces cellulaires, perforer un organe important du voisinage, comme la vessie ou le rectum, ou prendre des directions assez variables, espace de Retzius, fosse iliaque interne, région fessière, etc.

Quelles voies peut suivre le pus pour prendre une

direction ascendante et venir jusqu'à l'espace de Retzius? Nous avons vu qu'il n'existe pas de barrière aponévrotique, mais, en plus, les organes contenus dans les ligaments larges et qui se dirigent vers l'espace périvésical, tracent le chemin.

Ce sont d'abord les ligaments ronds qui, de la face antéro-latérale de l'utérus, se dirigent vers l'orifice interne du canal inguinal, s'y engagent pour se terminer à la base des grandes lèvres. Mais le péritoine, qui les accompagne dans leur portion pelvienne et iliaque, s'arrête au niveau de l'orifice interne du canal inguinal. Le canal de Nück persiste rarement en effet. Donc le pus qui pourrait suivre ce chemin n'est plus bridé à ce niveau et peut fuser de là vers la vessie. Les expériences de Kœnig et Schlesinger (n° 2) sont une preuve de cette manière de voir.

Les vaisseaux et les lymphatiques de l'utérus et de la vessie sont en communication assez directe. L'artère utérine donne des branches vésico-vaginales. L'artère du ligament rond est une branche de l'épigastrique qui remonte dans l'espace de Retzius. Nous savons aussi que les artères vésicales supérieures, inférieures, antérieures et postérieures ont de nombreuses anastomoses à la surface externe de la vessie, que le sang veineux de la vessie se rend au plexus de Santorini, au plexus utéro-vaginal, au plexus vésico-vaginal et aux veines hypogastriques. Les lympathiques des deux organes, utérus et vessie, se rendent aux mêmes ganglions, lombaires et iliaques. Enfin, les nerfs de la vessie émanent comme ceux de l'utérus et de ses annexes, du plexus hypogastrique et des branches antérieures des troisièmes et quatrièmes nerfs sacrés. Est-il nécessaire d'ajouter que la vessie est très lâchement unie à la face antérieure de l'utérus, et qu'à l'état de distension, la vessie peut entrer en contact avec la base des ligaments larges? Les annexes utérines enflammées pourront donc venir adhérer aux parois latérales de la vessie.

Ces considérations anatomiques, comme on le voit maintenant, vont nous permettre d'établir une pathogénie rationnelle des phlegmons de ces régions.

CHAPITRE II

PATHOGÉNIE. — ÉTIOLOGIE.
ANATOMIE PATHOLOGIQUE DES PHLEGMONS
PÉRIUTÉRINS ET ABDOMINAUX.

L'individualité des localisations inflammatoires péri-utérines n'est plus guère admise qu'en théorie.

On dit : les annexes peuvent être atteintes par l'inflammation et l'on a la salpingo-ovarite. Dans le phlegmon du ligament large, c'est sur le tissu cellulaire, surtout, que porte l'inflammation.

Enfin, quand le feuillet péritonéal est lésé, on dit qu'il y a pelvi-péritonite.

En clinique, les choses sont moins simples. Tillaux[1] fait remarquer « qu'on conçoit difficilement une phlegmasie quelconque d'un de ces organes, sans que le péritoine y participe, de même que l'inflammation isolée de l'une de ces parties est une idée purement théorique ».

Quoi qu'il en soit, salpingo-ovarites, phlegmons du ligament large, pelvi-péritonites peuvent être l'origine d'une collection purulente, qui, dans quelques cas, ainsi que nous l'avons observé, peuvent fuser sous la

---

[1] Tillaux, *Traité de chirurgie clinique*, t. II.

paroi abdominale, dans la cavité de Retzius. Ces divisions plus ou moins arbitraires nous importent peu pour le sujet qui nous occupe, aussi nous ne les observerons pas et les engloberons toutes sous la dénomination de phlegmons périutérins. En effet, toutes les parties qui constituent les annexes de l'utérus sont tellement solidaires qu'elles sont, en pratique, à peu près toujours envahies à la fois par l'inflammation. Aussi la pathogénie, l'anatomie pathologique et l'étiologie restent identiques pour toutes ces maladies.

Puerpéralité et blennorragie sont les causes les plus fréquentes de ces maladies. Aussi elles se rencontrent le plus souvent durant la vie génitale de la femme, principalement de vingt à trente-cinq ans. Cependant, on a pû les observer chez des filles vierges, quoique nous n'en ayons pas d'exemple ; il faudrait alors incriminer la tuberculose.

Les germes infectieux, gonocoques, streptocoques, staphylocoques, quelquefois pneumocoques, bacilles de Koch, peuvent suivre diverses voies pour produire les lésions :

Tillaux cite la voie génitale comme fréquemment suivie. L'endométrite provoquerait la salpingite, puis la pelvi-péritonite, les germes remontant la muqueuse. Mais le système lymphatique paraît être une voie de transmission plus sûre, ainsi que nous allons le montrer.

Delbet[1] cite aussi deux voies que peuvent suivre les micro-organismes, agents de la suppuration :

[1] Delbet, *Traité des suppurat. pelviennes chez la femme*, introd., p. 1.

La voie muqueuse qui les conduit dans les trompes et le péritoine ;

La voie lymphatique qui les mène dans le tissu cellulaire et produit le phlegmon.

Dans la métrite parenchymateuse, par exemple, l'inflammation peut gagner ainsi la couche cellulaire sous-péritonéale, en se propageant de proche en proche à travers les parois de l'utérus par les lymphatiques.

On a cité aussi des cas où l'origine de l'infection était dans une maladie intestinale, entérite, fièvre typhoïde, appendicite (Pozzi[1]).

Enfin, dans les formes graves et généralisées, la voie veineuse doit être incriminée.

A l'autopsie, on trouve alors des tissus œdématiés, de couleur livide, les veines contiennent des caillots ou du pus.

En tous les cas, on peut accuser, comme favorisant l'infection, les malformations utérines, les fibromes, le cancer, et tout ce qui affaiblit l'organisme ou favorise l'évolution du microbe, par exemple : l'arythmie des circulations locales, les traumatismes. L'infection puerpérale est, de toutes, celle qui provoque le plus vite une suppuration étendue et les grands décollements. Nous avons vu déjà que, soit sur le vivant, soit à l'autopsie, le pus avait des caractères différents, tantôt louable et sans odeur, tantôt granuleux et infect.

Le tissu conjonctif a fait place à une grande cavité tapissée par des fausses membranes grisâtres, irrégulières, et le péritoine est épaissi, rougeâtre. Divers

---

[1] Pozzi, *Traité de Gynécologie.*

organes peuvent être décollés ou même être perforés. Dans un cas que nous avons observé, le pus avait décollé la vessie de l'utérus jusqu'à la paroi antérieure du vagin ; puis était venu former un vaste plastron abdominal et était allé sourdre à l'ombilic. Les divers vaisseaux qui passent dans la cavité de Retzius peuvent être mis à jour ou même ulcérés (A. épigastriq., A. ombilicales, etc.).

Enfin, la vessie est souvent altérée en divers points, il se forme des fistules tubo-vésicales, suivant l'appellation que leur a donnée Perrimond, qui en cite de nombreux cas.

[1] Perrimond, th. Lyon, 1897.

CHAPITRE III

SYMPTOMES. — MARCHE. — TERMINAISON.

Le début est aigu ou insidieux. La cinquième
semaine après le début d'une blennorragie (Fournier),
le plus souvent peu de temps après que s'est déclaré
la fièvre puerpérale chez une nouvelle accouchée, survient le syndrome utérin : douleurs à caractères divers,
écoulements leucorrhéiques, troubles digestifs, troubles nerveux, amaigrissement. Des signes de péritonite
apparaissent, frisson intense, fièvre, vomissements
bilieux, constipation, douleur de grande intensité.
Cette douleur augmente considérablement dans l'in-
spiration, la toux, le redressement du tronc et le
moindre effort. La malade, pour se soulager, prend des
positions bizarres. La douleur a souvent des irradia-
tions fort étendues, et peut se généraliser non seulement à toute la paroi abdominale, mais encore dans
toute la cavité de l'abdomen. Mais elle peut rester loca-
lisée, ou tout au moins la pression et les mouvements
la réveillent plus sûrement dans la région hypogastrique. Comme le dit Guyon [1], « on a invoqué, pour

[1] Guyon, *Dict. des S. Med.* Dechambre, Abdomen (phlegmon
et abcès).

expliquer cette douleur intense, le voisinage de la
grande séreuse péritonéale, la résistance qu'oppose au
développement de la tumeur phlegmoneuse la paroi
abdominale, la présence des filets nerveux qui perforent
la paroi abdominale pour aller s'épanouir à la peau ».

Quoi qu'il en soit, la tuméfaction va se montrer, et
il faut la rechercher avec soin, car l'intensité de la
douleur, la tension et la rétraction des parois de l'abdomen, enfin leur épaisseur, rendent le palper difficile.
Plusieurs jours sont nécessaires avant que le retentis-
sement inflammatoire ait suffisamment agi sur les couches sous-jacentes pour que la tuméfaction devienne
évidente. Elle se manifeste alors surtout par l'œdème
et la rougeur de la paroi abdominale, et par le toucher
vaginal qui, combiné au palper abdominal, permet de
sentir, en refoulant fortement la paroi vaginale antérieure, une collection située entre la vessie et la paroi
abdominale. Même quand la suppuration est établie,
la fluctuation est difficile à percevoir. Cependant, à ce
moment, l'exploration est rendue plus facile par la
diminution de la douleur et l'accroissement de la tuméfaction. Mais un symptôme que nous avons observé
chez toutes nos malades peut mettre sur la voie du
diagnostic ; ce symptôme, non signalé jusqu'ici, est
considéré par M. le professeur agrégé Condamin
comme presque pathognomonique du phlegmon de
l'espace de Retzius, — je veux dire l'incontinence
d'urine.

Ce phénomène disparut chaque fois après l'ouverture
de l'abcès. Il n'existe pas dans le phlegmon du ligament large non étendu à la vessie. Divers auteurs

avaient parlé des mictions douloureuses comme signe
de tumeur inflammatoire siégeant en avant de l'utérus ;
mais personne avant M. R. Condamin n'avait signalé
l'incontinence d'urine. Quel que soit le mécanisme,
quelque explication que l'on donne du fait, il n'en est
pas moins intéressant et mérité d'être consigné.

Ce symptôme est d'autant plus précieux que, quelquefois, le toucher vaginal ne peut donner de rensei-
gnements, quand, par exemple, les annexes ont été
peu touchées et que l'inflammation siège à la partie
supérieure du ligament large.

Le mode de terminaison de ces abcès est le plus souvent la suppuration ; la résolution franche n'a jamais été
observée, mais l'induration. Quelquefois, cette induration persiste pendant des semaines et des mois sans
subir de modification sensible, et l'on désespère de la
voir jamais disparaître lorsque, à un moment donné,
sans cause appréciable, elle entre dans la voie de la
régression et se résout avec une rapidité surprenante.
Quoique la guérison soit la règle dans ces cas de
tumeurs inflammatoires dures qui succèdent au phlegmon périutérin et dont le siège est bien manifestement
le tissu cellulaire sous-péritonéal, on peut hâter cette
guérison par une intervention appropriée. Tillaux[1] en
cite un exemple : « Siredey avait dans son service une
femme atteinte d'un de ces phlegmons périutérins
terminé par induration. Un épais plastron occupait
toute la portion sous-ombilicale. La résolution tardant
à s'opérer et la malade réclamant une intervention, je

---

[1] Tillaux, *Traité de chirurgie clinique*, t. II, p. 579.

fis l'opération suivante. Une sonde ayant été introduite dans la vessie, afin de pouvoir à coup sûr ménager cet organe, je pratiquai une longue incision sur la ligne médiane de la paroi abdominale, et pénétrai ainsi, couche par couche, au sein de la masse indurée, qui présentait une dureté squirreuse, et dont les bords n'avaient aucune tendance à s'écarter. Je gagnai ainsi la face postérieure du pubis et fit passer un drain de la plaie abdominale par le vestibule de la vulve. Cette masse, qui ne contenait pas de pus, entra dès lors rapidement en résolution et disparut bientôt complètement.

La terminaison par suppuration, ai-je dit, est de beaucoup la plus fréquente.

Ainsi que nous l'avons vu, en ce cas-là, la fluctuation, même à une période avancée, reste obscure et circonscrite. Il en résulte qu'à l'ouverture du foyer, on sera surpris de la quantité relativement considérable de pus évacué. On a même pu se demander, dans certains cas, si l'on avait affaire à un abcès pariétal ou à une collection purulente intra-abdominale[1]. Cela tient à ce que le pus décollant le tissu cellulaire sous-péritonéal dans une grande étendue, le refoule vers la cavité abdominale et se crée ainsi un vaste foyer. Ajoutons que certaines de ces collections, au moment où on les ouvre, présentent une grande fétidité. Dance et Velpeau ont montré que cette fétidité était due au voisinage de la cavité de l'abdomen, et non à une communication acci-

[1] Voyez *Journal de chirurgie* de Malaigne, t. III, p. 252 ; de la Motte, *Traité de chirurgie*, t. I, p. 205, 52ᵉ obs.

dentelle avec l'intestin, ce qui importe beaucoup à l'opérateur[1].

Si l'on n'intervient pas, où va s'échapper ce pus ? L'ouverture à travers la peau est la plus heureuse de ces terminaisons spontanées ; elle a été plusieurs fois observée. Montault a vu le fait chez une femme de vingt-quatre ans. A la suite d'ovarite, suivie d'une pelvi-péritonite, le pus se fit jour par plusieurs orifices à la paroi abdominale antérieure, ce qui détermina la guérison. Monro, Doublet, Ruysch, Robert Lee, Lisfranc ont rapporté des cas analogues. Nous-même avons eu deux malades chez qui le pus s'était fait jour à l'ombilic. Il s'était formé une fistule, mais l'abcès se vidait mal ; la détente était de courte durée. L'abcès refermé, les troubles locaux et généraux réapparaissaient. M. le professeur agrégé Condamin intervint par une incision hypogastrique médiane, et le drainage de la cavité purulente. La guérison dans les deux cas survint bientôt.

Tous les cas ne sont pas aussi heureux. La collection purulente peut perforer le péritoine. Mais le plus souvent le péritoine résiste, doublé qu'il est d'adhérences rapidement formées et soutenu par les viscères intra-abdominaux. Boyer, Dance, Velpeau ont prouvé le fait. Toutefois la collection, sans perforer le péritoine, peut s'étendre et devenir diffuse. H. H. et Georg.

---

[1] Voyez Dance, *Dict. en 30 vol*, t. I, p. 215; *Arch. gén. de méd.*, t. XXX, p. 146; *Leçons clin.* de Velpeau, t. III, p. 179; *Gaz. méd.*, 1833, p. 702.

Lud. Notnagel[1], cite le cas d'une femme morte quelque temps après l'accouchement et chez laquelle on trouve l'abcès s'étendant jusqu'au rein gauche et, de la paroi abdominale, descendant à travers le membre droit jusqu'au-dessous de l'obturateur externe, et de là, par les muscles cruraux, jusqu'au côté interne du genou. Enfin, le pus peut se frayer un passage dans un des viscères creux contenu dans l'abdomen, vessie, intestin. Quand il persiste des adhérences, celles-ci, en déviant l'utérus et les annexes, peuvent amener la stérilité ou, en intéressant les anses intestinales peuvent amener des accidents d'obstruction.

[1] H. H. et Georg. Lud. Nothnagel, in *Disput. médic.* de Haller, t. III, p. 516.

CHAPITRE IV

DIAGNOSTIC — PRONOSTIC

Par suite des réactions vives, des phénomènes sympathiques que déterminent les phlegmons de l'espace de Retzius à leur début, de la lenteur avec laquelle le pus évolue vers l'extérieur, le diagnostic de cette affection peut être rendu fort difficile. Tout d'abord on peut croire à une péritonite. Bricheteau raconte que Marjolin et lui considérèrent jusqu'au dernier moment un phlegmon de la paroi abdominale comme une péritonite. Toutefois, dans cette dernière, le ballonnement du ventre au lieu de sa rétraction, la diffusion plus grande de la douleur, l'état général si particulièrement grave doivent empêcher la confusion.

Les inflammations de l'intestin pourront être différenciées, par les coliques violentes qui les accompagnent, avec la distension de l'intestin se dessinant à travers la paroi, et bientôt après par les évacuations particulières qui suivent.

Plus tard, quand la tuméfaction se prononce, on pourrait croire à diverses tuméfactions douloureuses de l'abdomen. Ainsi des hernies irréductibles, graisseuses ou épiploïques enflammées, dans le voisinage de la région ombilicale. Mais la forme de la tumeur herniaire, un certain degré de mobilité des téguments, permettent bientôt de voir qu'elles ne font pas corps avec la paroi de l'abdomen comme le gâteau phlegmoneux abdominal, qui succède à un abcès péri-utérin. D'ailleurs, les symptômes généraux graves n'apparaissent que secondairement dans les hernies dont nous parlons, alors qne c'est primitivement qu'on les observe dans les phlegmons, et ils décroissent ensuite.

Des collections bien limitées dans la région hypogastrique ont pu simuler une vessie distendue. Le cathétérisme lèvera les doutes. On peut aussi se demander plus tard, quand la collection est considérable, si le pus a été produit dans la cavité abdominale ou dans ses parois. Mais la marche de la maladie, l'induration périphérique faisant corps avec la paroi abdominale, la position réciproque des intestins et du liquide, toujours différents quand le liquide est libre dans la cavité de l'abdomen ou quand il est enkysté, aideront à résoudre la question. De plus, nous avons affaire à une femme accouchée depuis peu et ayant eu de la fièvre puerpérale, ou bien à une femme ayant déjà de l'endométrite blennorragique. Nous ferons le toucher vaginal et le plus souvent nous sentirons dans le cul-de-sac antérieur, quelquefois dans les culs-de-sac latéraux, une collection rebondir sous notre doigt. Enfin la femme a de l'incontinence d'urine et des mictions douloureuses. Mais quelquefois, avons-nous dit plus haut, on ne sent pas de fluctuation, mais au contraire on trouve une dureté extrême, si bien que l'on songe de suite à une tumeur fibreuse de la paroi antérieure de l'utérus. Les cas ne sont pas rares où des praticiens de haute valeur ont différé d'opinion, l'un tenant pour un fibrome, l'autre pour une tumeur inflammatoire. Le toucher vaginal et le palper hypogastrique fournissent, en effet, une sensation à peu près identique dans les deux circonstances. Cependant, quand la tumeur s'est développée à la suite d'une couche ou d'une fausse couche, quand il est possible de constater une certaine indépendance entre la tumeur et l'utérus, quoique contigus, le diagnostic différentiel est possible.

Mais la tumeur peut siéger sur les côtés de l'utérus et être manifestement fluctuante, on pourrait songer à un kyste de l'ovaire ou du parovarium. Il faudra se baser sur la marche de l'affection et sur l'existence des phénomènes généraux qui existent seulement dans les affections inflammatoires, pour éliminer l'idée de kyste.

Dans l'hématocèle péri-utérine, la masse fluctuante siège généralement dans le cul-de-sac postérieur. De plus la malade est faible, a le pouls petit et présente les caractères produits par une hémorragie interne grave.

Il est bon, après avoir constaté par le toucher les caractères physiques de la tumeur, de s'enquérir sur la nature des divers écoulements qui peuvent se produire. Dans les cas qui nous occupent, il existe rarement de la métrorragie, la menstruation est devenue seulement irrégulière. On ne rencontre pas non plus l'écoulement glaireux ou séro-purulent, parfois très abondant dans l'endométrite. Mais on peut quelquefois constater un écoulement purulent. Le pus peut provenir du rectum ou de l'urètre ; c'est que le foyer purulent s'est ouvert dans la vessie ou l'intestin. Ou bien le pus provient du vagin, et il vient d'une fistule vaginale ou d'une trompe dilatée dont l'orifice utérin est resté perméable.

Donc, on a diagnostiqué une collection liquide péri-utérine, qui a évolué vers l'espace de Retzius ; peut-on reconnaître si elle a débuté dans le ligament large proprement dit, dans la trompe ou dans une loge péri-tonéale enkystée ? On a dit que dans la pelvi-péritonite la douleur était plus aiguë, plus accablante, les vomissements plus fréquents, le pouls rapide, serré, le ventre plus ballonné que dans le phlegmon du ligament large. De plus, la palpation du ventre, la plus superficielle, réveillerait la douleur dans la pelvi-péritonite.

Mais, comme nous l'avons déjà dit, les cadres phlegmon du ligament large, salpingo-ovarite, pelvi-péritonite, périmétrite sont un peu théoriques et, en clinique, on peut considérer que toutes les parties qui constituent les annexes de l'utérus sont tellement solidaires que toutes finissent par être envahies à la fois. Aussi, à l'autopsie, la question est difficile à trancher, les pièces en main.

Il est donc bien difficile de la résoudre avant l'opération. Mais ce diagnostic différentiel n'est pas nécessaire.

Comme le disait Terrier [1], « les diagnostics abdominaux sont toujours approximatifs ; ce sont toujours des diagnostics d'ensemble ». Appliquée aux abcès pelviens, l'idée reste vraie. L'aspect clinique reste le même, quelles que soient leur nature et leur véritable

---

[1] Terrier, *Soc. chirurgie*, 18 mars 1891.

origine, et les mêmes opérations réussissent très bien dans tous les cas. Bien entendu, l'on se guide sur ce que l'on trouve dans le cours de l'opération, pour bien la finir.

Le pronostic de ces grands phlegmons péri-utérins est toujours grave. Les accidents primitifs et consécutifs, alors que leur marche est naturelle, les décollements étendus, la possibilité de l'ouverture dans le péritoine ou dans les viscères, sont toujours à craindre. Si l'on n'intervient pas rapidement, les suites sont toujours sérieuses.

Dans les cas les plus heureux, en effet, lorsque l'abcès parvient à se vider et à guérir, il persiste toujours des adhérences maintenant les organes en position défectueuse, — annexes ou utérus, ce qui peut provoquer la stérilité, — intestins, ce qui peut amener plus tard des accidents aigus d'obstruction intestinale. Mais, le plus souvent, l'abcès ne guérit point. Il se vide et se reproduit sans cesse, la fistule devient intarissable. L'hecticité survient et la mort, si elle n'est pas amenée auparavant par la péritonite. Donc, à peu près dans tous les cas, une intervention chirurgicale hâtive est indiquée.

CHAPITRE V

TRAITEMENT

Nous savons que les phlegmons péri-utérins abdominaux se terminent quelquefois par induration, le plus
souvent par suppuration. On ne devra donc pas s'attarder à un traitement purement médical.

Repos au lit, révulsifs sur la paroi abdominale, sang-
sues, cataplasmes simples ou laudanisés, onctions mer-
curielles belladonées ou non, pointes de feu, médica-
ments reconstituants, calomel, injections chaudes, etc.
ont été conseillés. Le tout reste à peu près toujours
sans résultat.

Si l'affection ne se résout pas, quelquefois, cependant, les accidents de la période aiguë disparaissent en
grande partie : il se forme une gangue indurée au pourtour de l'utérus, et un vaste plastron dur adhérent à la
paroi abdominale. Cette induration persiste pendant
des semaines et des mois sans subir de modifications
sensibles. On peut alors, à l'imitation de Tillaux, cas
rapporté ci-dessus, p. 23, faire une incision dans la
masse et placer un drain pour accélérer le travail de
régression. On peut aussi appliquer des cautères à la
peau.

Mais, cas le plus fréquent, la suppuration s'est

établie largement, les phénomènes généraux persistent; la collection purulente, loin de se résorber, augmente sans cesse, et les troubles de voisinage font redouter l'évacuation spontanée des poches purulentes dans le péritoine ou dans un viscère.

C'est ici que l'intervention chirurgicale devient formelle. Il faut opérer sans tarder. Mais quelle opération faire?

Nous abordons, mais seulement pour le cas qui nous occupe, une question depuis longtemps déjà à l'ordre du jour, quoique le sujet ait été traité par grand nombre de chirurgiens de grande valeur. Quel est le meilleur mode d'intervention chirurgicale dans les suppurations pelviennes? Nous nous bornerons, dis-je, à envisager le cas particulier que nous étudions : le phlegmon pelvien qui s'est frayé un passage vers l'espace de Retzius.

Lorsqu'on reconnaît ce phlegmon, la collection purulente est souvent déjà très superficielle, presque à fleur de peau, si même une fistule ombilicale ne s'est pas établie. L'indication est alors précise. Il faut ouvrir là où l'abcès vient faire saillie *ubi pus, ibi evacua*. Depuis fort longtemps, les chirurgiens ont ouvert des abcès pointant à l'abdomen, que ces abcès fussent constitués par des poches absolument closes ou qu'ils communiquassent avec la cavité d'un organe pelvien. L'incision abdominale était indiquée par les circonstances. Per elle, on remplit l'indication la plus importante : faciliter l'écoulement du pus et obtenir l'asepsie de la cavité.

Dans les cas simples, le résultat est parfait, surtout

si l'on peut saisir la poche purulente, la détacher de
ses adhérences et l'extirper en totalité. Mais les choses
ne se passent pas toujours de façon aussi simple. La
poche, le plus souvent, a contracté de nombreuses adhérences, et en les détachant on risque d'ouvrir la collection dans le péritoine, ainsi qu'il est arrivé à beaucoup,
notamment au chirurgien allemand Pincus ; son malade
du reste échappa par miracle à la péritonite.

Aussi, dans les cas de ce genre, on se borne à attirer
la poche jusqu'à la paroi abdominale où on la fixe, et
on draine largement à travers l'incision abdominale
seulement. L'écoulement du pus est assuré, la cicatri-
sation peut se faire et la guérison complète survient.

C'est la conduite que tint notre maître, M. le professeur agrégé Condamin, dans les trois cas que nous
avons observés avec lui, incision et drainage, et nous
eûmes à enregistrer trois guérisons complètes.

Mais quelquefois il persiste une fistule qui ne guérit
point, malgré les injections modificatrices, et la collection se reforme sans cesse. C'est que le foyer purulent
s'enfonce profondément en avant de l'utérus, et le pus
ne peut s'écouler complètement par l'incision abdominale.

Dans ce cas, devons-nous, suivant la méthode de
Péan-Segond, pratiquer une hystérectomie vaginale
totale, cette opération n'étant pas grave pour ces chirurgiens et assurant un drainage périutérin parfait ?

Cette opération rend de grands services dans les cas
très graves, mais au prix de quels sacrifices ! Certes,
l'utérus peut être assez malade pour devenir un organe absolument inutile ou même dangereux, mais

est-on toujours bien sûr de l'étendue des lésions avant d'opérer et peut-on affirmer que les fonctions génératrices sont irrémédiablement compromises? On a cité de nombreux cas où la fécondation fut possible après une salpingo-ovarite suppurée. Bernutz cite une femme très affaiblie qui eut cependant trois conceptions, alors qu'elle était en pleine suppuration.

L'opération de Péan ne reste excellente que pour les cas où la chirurgie conservatrice a échoué. Celle-ci étend chaque jour son domaine et nous offre de nouvelles ressources. Dans le cas particulier qui nous occupe, l'incision de la paroi abdominale avec drainage suffit à peu près toujours pour amener la guérison.

Si l'on se décide à une contre-ouverture vaginale, dit Bouilly [1], on devra la faire à la paroi antéro-supérieure du vagin. Mais la blessure de la vessie ou de l'urètre est fort à craindre.

---

[1] Bouilly, *de la Cavité de Retzius*, thèse agrégat.; *les Tumeurs aiguës et chroniques.*

CHAPITRE VI

OBSERVATIONS

OBSERVATION I

(Due à l'obligeance de M. Condamin).

Marie M..., femme P.. , vingt-cinq ans, d'Arles, rentière.

Pas d'antécédents. Réglée à douze ans. Jamais d'irrégularités, jamais de pertes blanches. Jamais de fausses couches. Nullipare.

Entre à la Charité dans le service de M. Laroyenne le 18 octobre 1899. On constate sur la paroi abdominale une tuméfaction allongée du pubis à l'ombilic.

La cicatrice ombilicale est saillante et laisse sourdre du pus à la pression du ventre. La vessie paraît fortement appliquée contre la paroi vaginale antérieure. Au toucher vaginal l'utérus paraît refoulé en arrière. Peut-être une masse empâtée au niveau de l'annexe droite. La malade a de l'incontinence d'urine.

On fait une laparotomie médiane. Incision de 5 centimètres. M. Condamin, arrivé dans l'espace de Retzius, donne issue à une grande quantité d'un pus épais et très fétide.

Il va jusqu'à une annexe droite. L'exploration de la cavité (grosseur du poing) montre la vessie décollée de l'utérus jusque sur la paroi antérieure du vagin. Drainage de la cavité. On met une mèche en séton qui communique à l'ombilic.

Pansement. La malade va vite mieux, l'incontinence d'urine

disparaît et, après plusieurs pansements, elle sort complètement guérie, le 12 janvier 1900.

OBSERVATION II

(Due à l'obligeance de M. Condamin.)

Marie P..., femme D..., vingt-huit ans, de Coutouvres (Loire), tisseuse.

Entre à la Charité (service Laroyenne). le 28 décembre 1897.

Pas d'antécédents héréditaires. A eu un abcès costal à seize ans.

Réglée à quinze ans, normalement.

Pas de pertes blanches ou rouges.

Mariée à vingt-quatre ans, a eu trois ans après un accouchement normal. L'enfant se porte bien, mais la mère est malade depuis. Quinze jours après ses couches elle a eu une métrorragie très abondante, qui a duré deux jours. Les règles revinrent ensuite régulièrement, mais ont disparu depuis quatre mois. En même temps que la métrorragie survinrent des douleurs intenses, intermittentes, plus violentes la nuit.

Elle siégent dans la région hypogastrique. Il y a quatre mois, M. Condamin lui ordonna des topiques. Elle en appliqua cinq. A ce moment le pus parut à l'ombilic, d'où il s'écoula en abondance. Depuis il persiste une fistule d'où s'écoule un pus jaunâtre. Amaigrissement marqué.

Mictions douloureuses. Urines peu abondantes. A l'examen de l'abdomen on constate à l'ombilic un orifice fistuleux d'où sort du pus. Entre l'ombilic et le pubis on sent une tuméfaction relativement superficielle, véritable plastron induré, large de quatre travers de doigt.

Au toucher vaginal on perçoit un utérus immobilisé. On ne peut se rendre compte de sa position exacte en raison du plastron abdominal. Les culs-de-sac sont assez souples, lisses, sauf cependant le gauche qui est plus effacé ; de même le cul-de-sac antérieur. La fosse iliaque gauche paraît envahie.

Le lendemain, 29 décembre, on pratique une incision hypo-gastrique médiane. Incision de 5 centimètres à trois travers de doigt au-dessous de l'ombilic pour éviter l'éventration. L'espace de Retzius est transformé en une vaste cavité purulente. M. Condamin montre que, passant en avant de la vessie, elle descend jusqu'au ligament large gauche. On draine largement.

8 janvier 1898. — Après une injection de permanganate de potasse on constate l'existence d'une fistuletté vésicale.

La malade guérit cependant sans autre intervention et, après plusieurs pansements, sort le 5 février 1898.

OBSERVATION III

(Observation due à l'obligeance de M. R. Condamin.)

X..., jeune femme de vingt-quatre ans, d'Annonay.

Parmi les antécédents, on relève seulement une fausse couche antérieure, probablement suivie d'infection.

Quand le Dr Condamin examina la malade on sentait au-dessus du pubis une masse rénitente. Par le vagin, on se rend compte que la collection est située entre la vessie et la paroi abdominale; pour ce, il faut refouler fortement la paroi vaginale antérieure. Par le cathétérisme, on perçoit que la vessie est fortement aplatie et interposée entre l'utérus et la collection.

Incontinence d'urine.

La malade est opérée. Incision médiane de la laparotomie. On tombe dans une collection de 1 litre environ, limitée en bas par la paroi vaginale antérieure, en haut elle remonte jusqu'à deux travers de doigt environ de l'ombilic. Pas de prolongements latéraux. Drainage à la gaze iodoformée.

Le jour qui suivit l'opération, la malade put uriner seule. Au bout de plusieurs jours le drainage étant devenu inutile, la mèche de gaze fut enlevée et la malade rentra chez elle. A ce moment, on ne sent plus qu'un peu d'empâtement à la place de de l'abcès, et l'utérus est à sa position normale.

La malade ne fut revue par M. le professeur agrégé Condamin que trois ans après. Elle était complètement guérie, et elle avait eu quelque temps auparavant un enfant à terme. L'accouchement et les suites de couche s'étaient passés d'une façon normale.

OBSERVATION IV

(Lewers, *Lancet*, 1886, t I, p. 441.)

*Abcès pelvien dans une situation anormale
simulant un fibrome de l'utérus.*

F..., trente-six ans, VIII pare, trois fausses couches.

Entre à London hospital le 23 juin 1885, pour tumeur abdominale. Dernier accouchement cinq semaines auparavant, facile.

Dix jours après, douleurs abdominales dans la région hypogastrique. Etat actuel : tumeur sur la ligne médiane. Utérus mobile et la tumeur avec lui. Ponction au-dessous du pubis.

23 août. — Issue de pus. Deuxième ponction six jours après, puis incision et drainage.

Guérison en quinze jours, après phénomène d'intoxication iodoformique.

Le diagnostic de Lewer est : paramétrite antérieure entre vessie et utérus.

OBSERVATION V

(Erich, *Baltimore Clinical S. of Maryland
et *Cent. f. gyn.*, 1882, p. 59, 2ᵉ observation.)

X..., présente une tumeur qui s'étend presque jusqu'à l'ombilic et qui ne peut être séparée de l'utérus. Elle fait l'effet d'un fibrome. Ponction. Il s'écoule du pus.

Guérison sans autre opération.

OBSERVATION VI

(Burke, *Med. Rec. New-York*, 1881, t. XIX, p. 135.)

Large abdominal abscess cured by two aspirations
(abscess of broad ligament).

Tumeur abdominale chez une femme, quatre jours après son accouchement; frisson et fièvre vingt-trois jours après son accouchement.

La tumeur a augmenté de volume. Ponction abdominale; issue de deux gallons de pus.

Cinq jours après, deuxième ponction : un gallon de pus. Guérie en deux semaines.

OBSERVATION VII

(Bérard, *Soc. anat.* 1834, p. 186.)

X..., après un accouchement, est prise de douleurs hypogastriques et meurt rapidement.

Autopsie : Abcès commençant à la partie postérieure du flanc gauche, entre le côlon et la paroi de l'abdomen ; cet abcès s'était propagé dans la région hypogastrique en passant entre la fosse iliaque et l'intestin, toujours situé hors du péritoine. Une induration du tissu cellulaire pelvien lui avait fermé l'accès de cette cavité au-devant de la vessie. Mais le pus s'était frayé un passage vers la fosse iliaque droite, en décollant le péritoine de la région hypogastrique. De la région iliaque il était remonté sur la ligne médiane, jusqu'au niveau de l'ombilic; de là il s'était frayé un passage au-dessous de la peau, qu'il avait décollée dans tout le pourtour de la cicatrice ombilicale, au niveau de laquelle la peau avait conservé son adhérence aux tissus subjacents. Le trajet de cet abcès décrivait une courbe à concavité supérieure, et s'élevait dans le flanc droit à une hauteur égale à celle qu'il avait atteint dans la portion postérieure du flanc gauche. Dans cette dernière région l'abcès communiquait avec le côlon descendant.

Le muscle iliaque était parfaitement sain.

OBSERVATION VIII

(Page, *Brit. med. J.*, 1887, t. II, p. 882.)

Fistule fécale de l'ombilic résultant d'une cellulité pelvienne.

F., dix-neuf ans, présente l'aspect d'une phtisique. Entre à l'hôpital en décembre avec une fistule ombilicale, rendant en abondance du pus et des matières.

Examen sous chloroforme ; on tombe dans une énorme cavité qui va jusque dans le petit bassin du côté gauche. L'orifice de la fistule est élargi, mais comme le drainage est impossible, on fait une contre-ouverture au-dessous du ligament de Poupart.

Guérison de l'abcès en avril; plus tard, guérison de la fistule intestinale. La maladie avait débuté, en dehors de l'état puerpéral, par des douleurs abdominales et une tumeur purulente dans le cul-de-sac vaginal antérieur.

OBSERVATION IX

(Gallard, *Ann. de gynécol.*, 1879, t. I, p. 103.)

Phlegmasie péri-utérine.

Une dame, sans enfant, se soumet à un traitement dont le résultat devait être de la rendre féconde. Peu de temps après, inflammation péri-utérine des plus intenses. L'abcès fut ouvert du côté de la paroi abdominale et demeura fistuleux.

La fistule continue à donner du pus depuis plus d'un an et l'on ne peut prévoir une prochaine oblitération.

OBSERVATION X

(Frarier, thèse, Paris, 1866, p. 68.)

D., Catherine, vingt-quatre ans, entre le 14 avril 1866, dans le service de Béhier, à la Charité.

Bonne santé antérieure, réglée à seize ans d'une façon normale. Le quinzième jour après avoir accouché (30 avril), douleurs dans le bas-ventre, frisson, fièvre. Un mois après on sent à la palpation, dans le côté gauche de l'hypogastre, une tumeur qui semble s'enfoncer profondément dans le bassin. Toucher, empâtement dans cul-de-sac latéral gauche, le col utérin est remonté assez haut.

20 juin. — Tuméfaction hypogastrique plus saillante à gauche qu'à droite, de la grosseur du poing.

26 juin. — Incision à trois travers de doigt au-dessus de la symphyse à gauche de la ligne blanche, issue du pus.

30 juin. — On sent à la palpation une tumeur superficielle, en partie située dans l'épaisseur de la paroi abdominale et s'enfonçant aussi dans la profondeur du petit bassin Plastron abdominal. Impossible d'engager les doigts entre la tumeur et la branche horizontale du pubis. La tumeur remonte en haut jusqu'à trois travers de droit de l'ombilic; à droite elle déborde la ligne blanche.

Guérison et sortie au mois de juillet.

OBSERVATION XI

(Bernutz, *Conf. cliniq.*, p. 548, cite un cas personnel de *phlegmon du ligament large ouvert à l'ombilic. Mort rapide.*)

(Il n'y a pas d'observation.)

OBSERVATION XII

(Cullingworth, *Lancet*, 3 novembre 1879, p. 647.)

F..., quarante-cinq ans. Admise le 31 janvier.

Vomissements et douleurs violentes dans l'abdomen. A la partie inférieure de l'abdomen, il y avait une tumeur fluctuante atteignant presque l'ombilic, et il y avait une tumeur molle et arrondie dans le vagin, à droite de l'utérus.

17 janvier. — On retire 1 litre de pus, par aspiration à travers l'abdomen.

Pas de soulagement.

7 février. — On fait une incision exploratrice sur la ligne médiane et on ouvre un volumineux abcès adhérent aux parois abdominales, en dehors du péritoine, communiquant avec la cavité abdominale.

Mort quelques heures après l'opération.

Autopsie. — La source des accidents était un abcès de l'ovaire droit qui s'était rompu. L'ovaire gauche était converti aussi en une petite poche à liquide purulent.

OBSERVATION XIII

(Gillette, *Soc. chir.*, 1878, p. 171.)

F..., vingt-cinq ans, réglée à douze ans. Accouchement en 1876.

Depuis, douleurs lombaires et hypogastriques.

Règles supprimées,

10 août 1877. — M. Gougenheim diagnostique un phlegmon du ligament large gauche.

25 septembre. — On constate une tumeur occupant l'excavation pelvienne, se prolongeant en avant de la vessie et située

directement en arrière des muscles grands droits. En déprimant
la paroi on reconnaît que cette masse, indurée et douloureuse à
la presion, remontait jusqu'à denx travers de doigt au-dessous
de l'ombilic. Utérus immobile et refoulé en bas; cul-de-sac
antérieur effacé.

27 septembre. — Ponction aspiratrice sans résultats.

2 octobre. — Incision de 4 centimètres à quatre travers de
doigt au-dessus du pubis.

5 octobre. — Ouverture par le vagin, drainage abdomino-
vaginal.

Réapparition des règles. Sort guérie le 10 décembre.

OBSERVATION XIV

(A. Guérin, *Lec. cliniq.*, p. 283.)

Phlegmon du ligament large ouvert à l'ombilic.

Trois à quatre jours après l'accouchement, fièvre, douleurs,
tuméfaction à droite. Il se forma un phlegmon, puis un abcès
qui se vida incomplètement dans le rectum. Au commencement
de 1871, la tumeur qui avait persisté au-dessus du ligament de
Fallope s'étendit du côté de l'ombilic et, un jour, il se fit en ce
point, sans grande douleur, une ouverture par laquelle s'écoula
une grande quantité de pus crémeux. Il resta un trajet fistuleux
qui persista jusqu'en 1873, époque à laquelle la malade devint
enceinte. L'accouchement fut heureux. La fistule se ferma au
début de la grossesse, et ne reparut pas.

CHAPITRE VII

CONCLUSIONS

I. Le tissu cellulaire de l'espace de Retzius, bridé en avant par l'aponévrose ombilico-vésicale, est en contiguïté directe avec le tissu cellulaire pelvien, en particulier avec celui qui est compris entre les deux feuillets des ligaments larges.

II. Ce sont les phlegmons périutérins collectés en avant de l'utérus qui ont le plus tendance à fuser vers la paroi abdominale. La clinique le démontre et les expériences de Kœnig et Schlesinger en sont une confirmation.

III. Les principaux symptômes de ces grandes collections sont la douleur hypogastrique dont l'intensité va diminuant, quelquefois la fluctuation, quelquefois l'issue du pus par l'ombilic. Mais nous attirerons aussi l'attention sur les mictions douloureuses et surtout sur l'incontinence d'urine, phénomène auquel on n'attache d'ordinaire pas assez d'importance et que nous avons observé chez toutes les malades que nous avons soignées jusqu'ici pour de telles affections,

IV. Ces phlegmons se terminent généralement par suppuration.

V. On ne devra donc pas s'attarder aux moyens médicaux pour tenter d'obtenir la résolution des phlegmons périutérins abdominaux. Une intervention chirurgicale hâtive peut seule arrêter les désordres causés par le pus. Elle consistera en une incision médiane de la paroi hypogastrique avec drainage de la cavité purulente. On tarira ainsi le plus souvent les sources de la suppuration. On ne devra recourir à l'hystérectomie qu'en dernière ressource, lorsque, chose bien rare, la chirurgie conservatrice aura échoué.

BIBLIOGRAPHIE

Bouilly, thèse d'agrégation, 1880. Les tumeurs aiguës et chroniques de la cavité de Retzius.

Delbet, Traité des suppurations pelviennes chez la femme, 1891.

Tillaux, Traité de chirurgie clinique, t. II, 1897.

Guyon, Dict. des Sc méd. Dechambre. Abdomen (phlegmon et abcès).

Balp, thèse de Lyon, 1889-90, n° 538. — Anat. de la cavité de Retzius et des ligaments larges.

Perrimond, thèse de Lyon, 1896-97, n° 141. — Abcès pelviens spontanément ouverts dans la vessie chez la femme.

TABLE

www.ingramcontent.com/pod-product-compliance
Ingram Content Group UK Ltd.
Pitfield, Milton Keynes, MK11 3LW, UK
UKHW021133140726

9 782014 069808